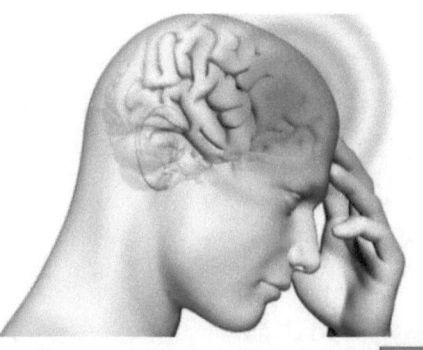

頭痛密碼
不鬧了，頭痛！

Headache Code: Headache Go-Away!

用科學常識可以理解的頭痛原理及自療原理

吳鳳瑞 著

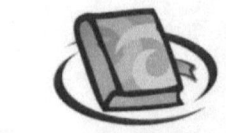

美商EHGBooks微出版公司
www.EHGBooks.com

EHG Books 公司出版
Amazon.com 總經銷
2017 年版權美國登記
未經授權不許翻印全文或部分
及翻譯為其他語言或文字
2017 年 EHGBooks 第一版

Copyright © 2017 by Feng-Ruei Wu
Manufactured in United States
Permission required for reproduction,
or translation in whole or part.
Contact： info@EHGBooks.com

ISBN-13：978-1-62503-399-4

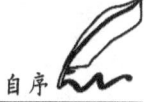

自序

　　你常常頭痛？所有的文獻記載中，頭痛的產生與發作，絕大多數並非是生理上的嚴重疾病，而不管尋找西醫還是中醫治療，基本上絕大部分的各類型頭痛無法完全根治，頭痛只會一而再、再而三的不定期發作，而現今的醫學就只能使用止痛藥或按摩來降低頭痛發作時的感受，但效果並不是很理想，而且長期服用止痛藥，對身體健康是一個很大的負擔。

　　假如你相信～久病成良醫，有時候，你更應該相信～久病會變巫醫，沒有依靠任何藥物的治療，我完全克服了困擾四十多年的頭痛症狀，真的，不鬧了～頭痛，請你慢慢的跟隨我的腳步，聽聽我與頭痛戰鬥了幾十年的歷史故事，從如何被侵略到抗戰勝利的過程，當你一而再、再而三的重複閱讀，將心比心的去了解我幾十年的頭痛歷程與感受，相信你也可以，一步一步地發掘出你的頭痛密碼，根治你的頭痛。

吳鳳瑞

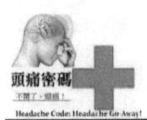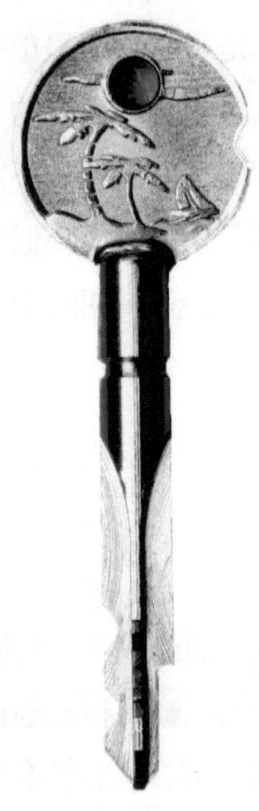

目錄

自序 I

目錄 III

第一章／頭痛的記憶 1

第二章／頭痛造成生活障礙 3

第三章／發現頭痛方程式 5

第四章／關鍵的時間軸 7

第五章／頭痛的觸發開關 9

第六章／頭痛的觸發因素 11

第七章／矛盾的身體反應 17

第八章／發現止痛良方 19

第九章／不鬧了～頭痛 21

第十章／尋找你的頭痛密碼 23

筆記 27

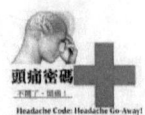

第一章／頭痛的記憶

　　頭痛困擾了我四十多年，回想起頭痛的開始，似乎是在 6～7 歲的時候，某天中午突然間就感覺頭腦非常的痛，腦中不斷地抽痛，痛到連眼睛也不斷抽蓄的痛，之後如何結束也無任何記憶了。

　　從此之後，頭痛變成了壞朋友，三不五時就要來找我玩我一天，因為頭痛一發作，就會痛上一整天，往往就要痛苦地等待熟睡一覺之後醒過來，頭痛才會消失的無影無蹤。

　　一九七一年父親得了鼻咽癌，在台大醫院治療後，每年父親都需要回到台大醫院做鼻咽癌追蹤檢查，有一年七月跟母親一同陪父親去了台大醫院回診，那一年頭痛常常發生，而且痛得很嚴重，因為眼睛會抽痛，因此母親就建議我掛眼科看個醫生，經過一群醫護人員和儀器的詳細檢查之後，醫生說是我的眼壓有比較高，就領了兩瓶眼藥水回家治療，但感覺似乎沒有效果，頭痛依舊時常發生，從此以後頭痛發作就再也沒有去看過任何醫生了，而頭痛這個壞朋友一樣隨時隨地的伺機而動。

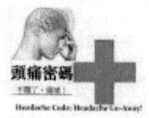

第二章／頭痛造成生活障礙

　　一直以來，頭痛如影隨形的跟在我的身邊三、四十年，在進入了社會工作之後，頭痛成了工作與生活的嚴重障礙，隨時隨地的影響工作的順利與品質，更讓家庭的生活沒了規律可言，原本計畫中的事，常常因頭痛發作起來，不管什麼事都亂了套，幸好後來自行創業，時間比較自由彈性,否則生計都將出了問題。

　　自行創業後，頭痛這個壞朋友依舊時常來找麻煩，但頭痛發作時可以稍作休息，減緩頭痛的痛苦指數，但頭痛的痛苦依舊困擾著家庭生活與工作，相信有長期頭痛的人，可以感同身受。

　　不僅如此，頭痛更常影響了人際關係，當頭痛發作的時候，脾氣會變得很不穩定，常會因小事而發脾氣，導致會與周遭的親人、朋友保持距離，以免產生衝突。

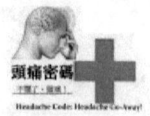

第三章／發現頭痛方程式

在經歷了二十多年的頭痛苦難折磨後,有一天頭痛發作時,突然想到一件事,二十多年來頭痛的發生頻率並不一致,似乎有一大段的時間並不常發生頭痛,仔細的去回憶整個頭痛的歷史,發現了二十多年來,在求學階段的時候,頭痛發生的時間與次數似乎比較少一些,再更進一步的詳細分析,好像頭痛的發作應該跟環境有關係,至此心中有了一個想法～我要戰勝頭痛。

有了這個＜環境因素＞的方向之後,我細細品味每一次頭痛發作的過程,並開始分析了過去頭痛發生的蛛絲馬跡,經歷了約兩三年,漸漸的,我感受到而發現一件非常奇妙而痛苦的事實,頭痛的發生存在著一個有規律的＜頭痛方程式＞。

在經過長期頭痛經驗分析而發現的＜頭痛方程式＞,讓我慢慢的了解到引起頭痛的各種因素與發生過程,因此當每一次頭痛發作時,慢慢的不會再驚慌失措,相對的會感覺頭痛似乎不再有以前那麼的疼痛了。

多年來的頭痛經驗與研究心得
頭痛方程式＝觸發開關＋觸發因素＋時間軸

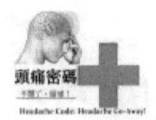

　　下面將一一分析我十幾年來,對於頭痛發作的因果關係與過程的研究結果,提供給有長期頭痛的人參考。

第四章／關鍵的時間軸

　　經過不斷反覆的思考分析每一次的頭痛過程,終於發現一個頭痛發作的重要而莫名其妙的關鍵線索～時間軸。

　　不斷的在發生頭痛的經驗中分析發現,往往在頭痛發作的當天,會碰到一件讓我非常不喜歡的感覺或討厭的事,那種感覺產生時會讓我的頭腦中為之一愣,我稱之為～神經驚嚇,之後約一～二個小時,慢慢的我的脖子與後腦部位會開始有些緊迫,可是並不會馬上產生疼痛感,但是約三個小時之後,頭腦內開始會有拉扯的疼痛感,並且痛點會逐漸放大糾結,非常的不舒服,延續約五個小時左右,是疼痛發作的最高點。

　　因為發現了這個＜時間軸＞的重要關鍵～會影響頭痛發作的反應時間。所以往往在頭痛莫名其妙發作的時候,反推當天的時間軸,因而發現了其他會引發頭痛的觸發因素與觸發開關。

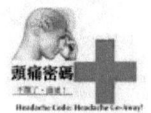

第五章／頭痛的觸發開關

　　在時間軸的驗證下，每次頭痛的發生，幾乎都可以很正確的找到引發頭痛的觸發因素與觸發開關，基本上觸發開關就是全身的神經反應，當引發頭痛的觸發因素刺激到相對應的神經反應，會使神經系統瞬間產生一種不舒服的感覺，而這個感覺傳送至大腦之後，會讓大腦的神經瞬間產生一種驚嚇而愣住的感覺，後來我將這種感覺定義為～神經驚嚇，這時候產生頭痛的開關就開始啟動了，慢慢的腦神經會開始糾結，也就是約三個小時後，頭痛的痛苦將會來襲。

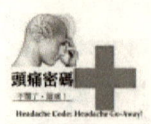

第六章／頭痛的觸發因素

　　觸發因素主要來自於周邊生活中的環境因素，突然襲擊身體的某部分感受神經而啟動頭痛的程序，已確認會引發我頭痛的因素如下：

1. 二手菸味：確實引發我頭痛發作的觸發因素，頻率最高的是二手菸味，在戶外常常被無預警突然間飄過來的二手菸味嗆到，就會讓我的頭腦神經瞬間驚嚇到為之一愣，尤其是某些較濃的菸味，常常讓我的頭痛不欲生。

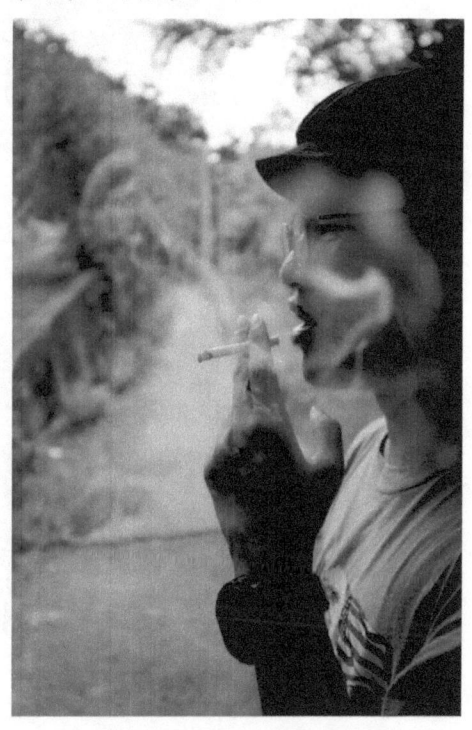

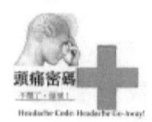

2. 汽機車排放的廢氣：就如同二手菸味一樣，被突然飄過來或竄進車內的汽機車廢氣味道嚇到，也常常引發我的頭痛，尤其是柴油車的廢氣與二行程機車的白煙味。

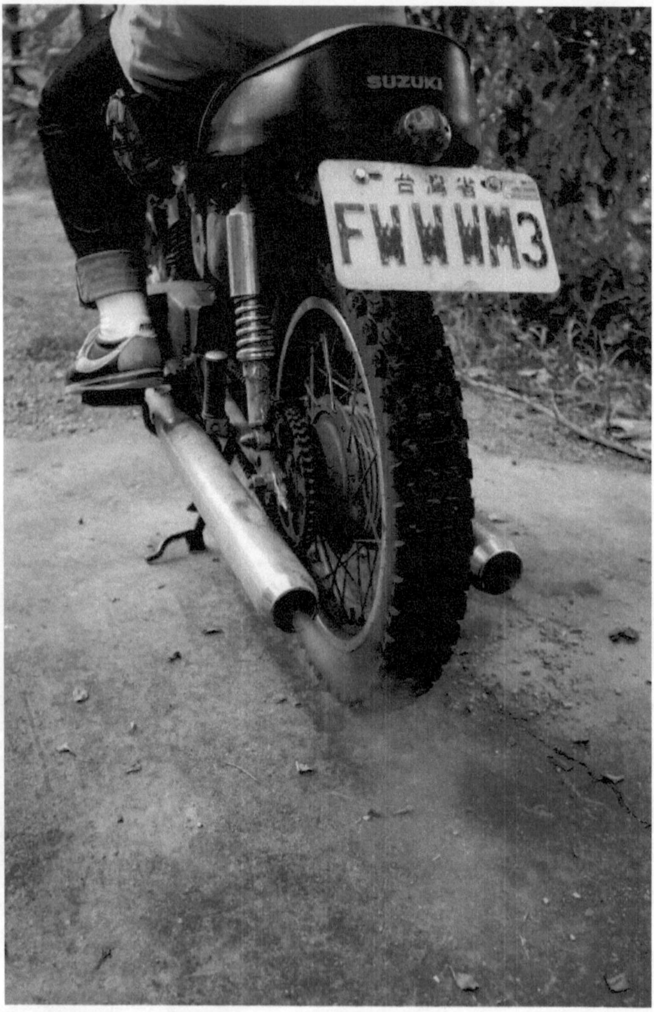

3. 喝冰沙：在大熱天常常看到冷飲就馬上大口吸入，在進入口中衝擊到咽喉的瞬間，也會衝擊到顱底神經，產生非常不舒服的感覺而導致頭痛發作，而不小心大口的喝下冰沙，更是夏天常常碰到的頭痛地雷。

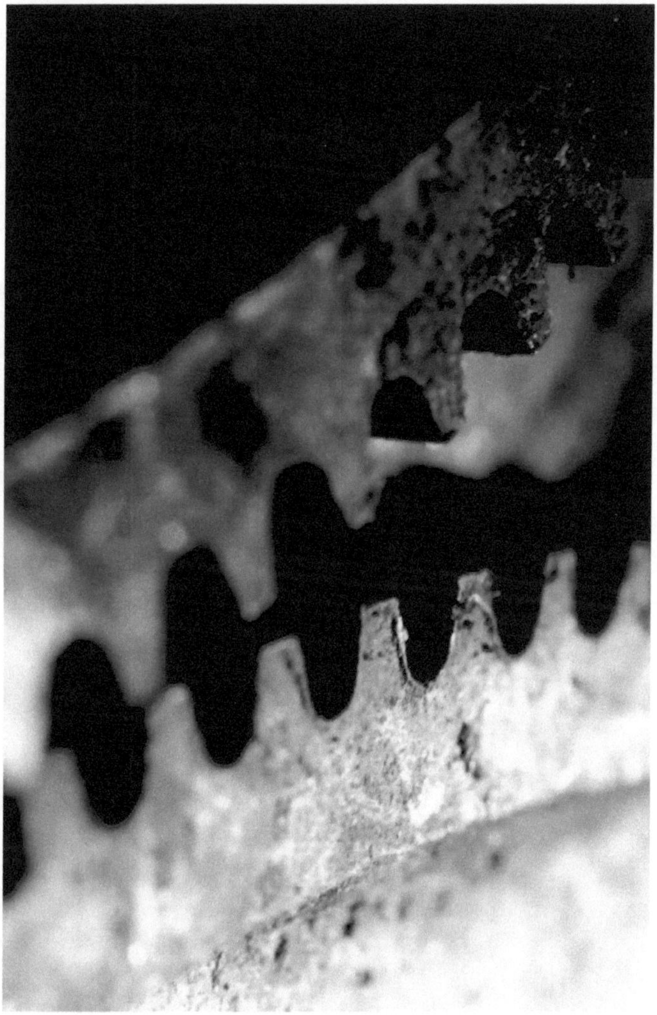

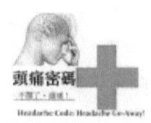

4. 太緊的袖口：不管長袖或短袖的衣服，有的袖口有鬆緊帶的功能與造型，會因袖口的鬆緊帶束口太厚又太緊迫，穿上後手臂或手婉產生一股非常不舒服的感覺，也引發了好幾次的頭痛。

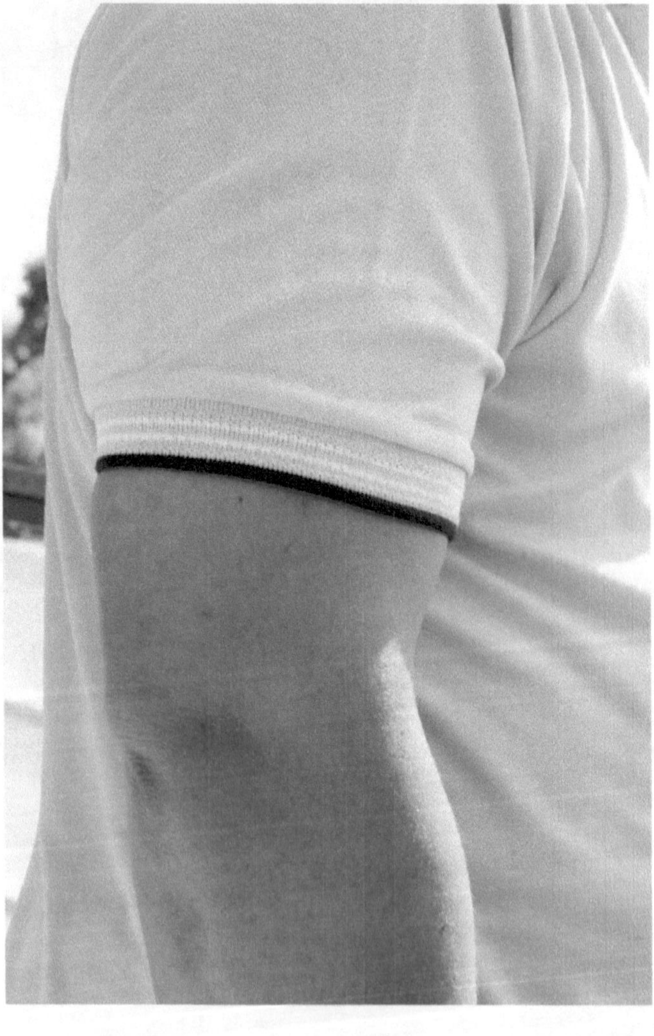

第六章／頭痛的觸發因素

5. 強烈寒冷：當冬天的強烈寒流來襲的時候，在戶外活動或睡覺時，手腳與脖子若保暖防護不夠，常常就在瞬間的冷風下，打了一個寒顫，頭痛方程式也就正式啟動了。

6. 閃爍的日光燈管：有幾次眼睛不小心看著一直閃爍的日光燈管幾秒鐘，腦海中突然出現一種不對盤的感覺，心頭很不舒服，頭痛竟然也發作起來。

7. 太緊的襪子：如同袖口一樣，太緊的襪子長時間穿著，也常常會引發頭痛，幾次的頭痛經驗後，試過無數的襪子，發現只有穿比較薄的男性短絲襪，才不會引起我的頭痛。

8. 太緊的鞋子：因常穿皮鞋，但腳掌比較厚實，常常因新鞋子不夠合身，鞋子與腳掌不斷的壓迫，導致腳掌左右兩側的神經產生不舒服的感覺，穿不到半天，頭痛就會發作了。

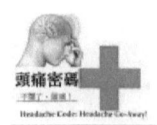

9. 悶熱的感覺：當車子在夏天的太陽烘烤之下，車內非常的悶熱，這時候開車門衝進去要開車的狀況，眼睛就會被車內的悶熱感襲擊，大腦瞬間會產生驚嚇的不舒服感，頭痛就會慢慢產生。而三溫暖烤箱的悶熱感，衝擊到眼睛，也曾經引發了我的頭痛。

　　以上導致頭痛發生的因素，皆有多次確實引發頭痛發生的經驗，並符合時間軸的推論，而可以預知頭痛將會發生的高準確率。

　　相對的，因為找到了引發頭痛的環境因素之後，就會避開這些環境因素，例如不會在夏天開車門就衝進去，更不會大口快速的喝下冰沙，因此頭痛的發作頻率也逐漸的減少了，但是慢慢地也無意中發現了一件引發頭痛發作的矛盾現象。

第七章／矛盾的身體反應

　　十多年來的深入研究與體驗頭痛的發作過程，進而發現領悟出的＜頭痛方程式＞，十分的準確，例如往往在某一天的中午頭痛發作之後，就習慣的往前推算三個小時左右，是否有碰到什麼倒楣的事，就會想到早上出門上班的時候，在路上有被大貨車的廢氣味或是二手菸味嗆到，因此我非常討厭一邊開車一邊抽菸的駕駛。

　　但是慢慢的發現一件有趣的狀況發生了，假如看到有人或朋友在不遠處抽菸，在還未被二手菸味嗆到而產生神經驚嚇的感覺之前，直接走過去一起聊天，在那二手菸的環境當中，一樣正常呼吸二手菸味竟然不會引發頭痛，而且屢試不爽。

　　嘗試了好多次正面挑戰二手菸味，確定並沒有引發頭痛之後，我突然發現心理因素是引發頭痛的一個最重要原因，也就是為什麼同一個環境當中，有些人容易引發頭痛，有些人不會。因此對於戰勝頭痛我有了更大的好奇心與信心。

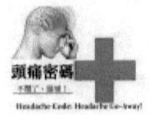

第八章／發現止痛良方

第八章／發現止痛良方

　　為了戰勝頭痛，每次頭痛發作起來，就不斷的想除了睡覺之外，有沒有其他的方法可以解決頭痛，不斷的嘗試各種方法，包括吃過一次止痛藥、敲頭、泡澡、、、等，但是似乎都沒有快速的效果可以止痛。

　　經過多年的嘗試與尋找良方，終於在一次的頭痛的經歷中，出現了一段永生難忘的奇妙快速解除頭痛的經驗。

　　有一天頭痛又發作了，痛到眼睛像要掉出來一樣，也忘了是甚麼原因引起的了，回到家想要睡一覺也睡不著，就想說沖個熱水澡會不會比較舒緩一些，進了浴室坐在板凳就先冲溼了頭髮，平常沒有擦乾水分的習慣就直接抹洗髮精，當天我卻有先把頭髮擦乾些，再抹上習慣用的含有薄荷的清涼洗髮精，抹完之後，整個頭部涼涼的，但頭還是真的很痛，就靠在牆壁休息，大約經過了3～5分鐘後，奇妙的事情發生了，在頭腦的中心點突然感覺到像橡皮筋一樣抖跳了一下，還感覺到～啾的一小聲，然後頭痛瞬間減輕到幾乎消失不見了，只剩下眼睛還有些疼痛感，當下只確定整個頭被涼爽的洗髮精包覆著。我想我真的找到打敗頭痛的方法了，但是需要再更多次的驗證。

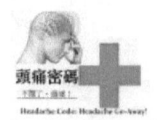

　　由此次的經驗推論，頭痛時的痛點似乎是由腦中央開始糾結，並慢慢的向外擴散，因此含薄荷的洗髮精包覆整個頭部時，涼爽的感覺逆向鬆弛了由內向外的神經緊迫，直到腦中央時，可以完全解除神經糾結所造成的頭痛。

　　之後陸陸續續發生過幾次頭痛，就會用薄荷洗髮精洗頭，確實可以很有效的減輕頭痛症狀，但是再也沒有感受過腦中央疼痛瞬間鬆弛的經驗了。

　　後來發現為什麼很多人頭痛會抹薄荷類藥物的原因，但是效果應該有限，因為大部份的人只有抹在太陽穴附近的痛點，並無法全面深入的解除整個頭腦中央的神經糾結，所造成的頭痛。

　　為了防止外出時頭痛的發生，我也準備了薄荷精油，但以洗頭的經驗，我相信利用清涼的感覺全面滲透進入血管，經由血液傳送至腦神經周圍放鬆糾結的神經，才會有效果，因此在幾次的頭痛經驗中，我將薄荷精油適量的塗抹在脖子後方的脊椎順推至兩耳後方，好讓血液幫忙將清涼感覺傳送到腦中央，讓腦神經全面鬆弛，經過幾次的頭痛試驗似乎都可以有效減輕疼痛感。

第九章／不鬧了～頭痛

　　正式面對幾十年的頭痛問題，十多年來的研究分析，發現了＜頭痛方程式＞，讓自己完全掌握了頭痛發作的因果關係，不再茫茫然的處於敵暗我明的狀態之下，飽受頭痛的突襲，而影響日常生活與工作。

　　而無意中發現了舒緩解決頭痛的方法與經驗中，更讓自己有所準備，隨時準備迎接頭痛的來襲，毫無畏懼。

　　就這樣在熟悉頭痛發生的機制與面對頭痛的心態調整後，加上找到了減輕頭痛的方法，奇妙的事又發生了，突然間發現好久好久沒有嚴重的頭痛了，已經至少有兩、三年的時間，頭痛完全沒有來鬧了，仔細回想起來，縱使有被二手菸味嗆到，似乎只有偶而會感覺頭部脹脹的，但並沒有引發強烈的疼痛感，是什麼關鍵因素讓我戰勝了頭痛？

　　經過了一年多的仔細分析，發現一方面是我知道甚麼是地雷，不會讓自己的神經系統受刺激，另一方面應該是心態的改變，因為理解頭痛發生的原因與過程，並且在找到可以有效止痛的治標方法後，反而讓神經受到刺激後，可以淡定面對而不緊張產生糾結，也可以解釋為～有受驚但沒有嚇到。

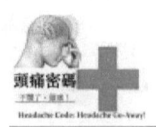

　　因此頭痛可以說是一種複雜的疾病，經過十多年不斷的研究與分析，我定義頭痛基本上是一種精神病加神經病的病，而且是精神病觸發了神經病，而所謂的精神病，指的是常常頭痛的人格特質，應該是一群比較內向的人，或是生活上心理層面比較被壓抑的一群人，比如共同生活或一起工作的環境中，有脾氣比較差的親人或同事，因此心情容易緊張或工作壓力非常大，心中永遠有一顆石頭（心結）壓著，再瞬間遇到不喜歡的人、事、物，就會非常容易受到驚嚇，進而觸發了大腦的神經系統引發頭痛。也就是為什麼同樣在戶外散步，我聞到突然從後面飄來的菸味就會引發頭痛，而旁邊其他一起同行的人，卻不會有嚴重頭痛的問題發生。

第十章／尋找你的頭痛密碼

　　假如你也是一個常常莫名其妙的被頭痛偷襲的人,聽完了我的故事,你是否感受到心有戚戚焉,當頭痛發作時的痛苦,旁人是完全無法體會的,希望我完全克服頭痛的歷史經驗,也可以協助你慢慢的完全脫離時常發生頭痛的痛苦,我建議將整個治療頭痛的過程分成三個階段:

1. 就如同一開始所說的,基本上頭痛絕大多數並非生理上的疾病,但是生理上所引發的頭痛,卻是不可以拖延治療時間的,而西醫會是最好的治療方法,因此建議你假若有長期的頭痛症狀,還是要先找西醫做詳細的檢查,假若檢查後並沒有發現任何腦部的生理問題,那就可以確認你的頭痛是屬於心理上的神經性頭痛。

2. 治標－在家中你可能需要準備一罐含薄荷成分的洗髮精，假如當你的頭痛是在家中發作了，好好的放鬆去洗個頭，記得頭髮不要太濕，把薄荷洗髮精均勻的抹在頭髮與脖子上，然後靜靜等待約五分鐘，讓薄荷的清涼感經由頭皮慢慢滲透到整個大腦中，你就會慢慢感受到那一股清涼的感覺一直往大腦中心鑽，洗完後，我的經驗至少可以減緩一半的疼痛感，效果應該不輸大部份的止痛藥。再來，為防止出門上班或旅遊時被頭痛偷襲，請你要準備一瓶含薄荷成分的按摩精油隨身攜帶，不管是滾珠瓶的還是噴霧類的。當不幸碰到頭痛發作時，記得將薄荷精油均勻的塗抹在脖子後方到耳朵後面，加上額頭與太陽穴將頭部環繞一圈，但是不要抹得太重，否則太刺激會更不舒服，抹完之後，你的頭痛就會慢慢的像洩氣的球一樣逐漸鬆開。而不管是洗頭或是抹薄荷精油，我希望你要仔細去感受整個過程，並試著調整濃度，相信薄荷精油可以快速的幫你減少頭痛的痛苦。

第十章／尋找你的頭痛密碼

3. 治本－十多年來醉心於頭痛的研究，吃苦當吃補，終於完全克服了長期頭痛的老毛病，讓我深刻領悟了一件事～心理病要心理醫，因此當你願意用心打開這本書的時候，相信你已經開始啟動根治長期頭痛的步驟了，為了你的身體健康，丟掉你的止痛藥吧！請你仔細的來把你的頭痛經歷，做徹底的分析，首先你要了解是否周遭共同生活與工作的人，有人是你心裡頭精神壓力的來源，而你卻是一個爛好人或是一個膽小鬼，總是逆來順受，可是卻打從心裡的不喜歡、不願意。相信我，你必須學會勇敢的說＜不＞坦然的去面對或對抗深藏在你心中的＜結＞，當你開始有坦蕩蕩的心態，自然你的神經系統就比較不會受到驚嚇而引起頭痛。其次，你自己必須仔細尋找出生活中有甚麼讓自己非常不喜歡的事、物，利用時間軸的時間差異搭配頭痛日記，好好的紀錄分析，當你完全掌握了你的頭痛密碼，相信你的頭痛將會點到為止，不再讓你抓狂，如同我現在還是常常突然間被二手煙味嗆到，但是幾小時之後只有後腦杓會有脹脹的不舒服感，並不會進展到產生頭痛的階段，因此常常讓我誤以為血壓升

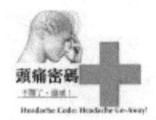

高,這也是經過多次的反推時間軸而確認的。

四十多年的頭痛經歷,以前一直以為是一輩子無法擺脫的宿命,沒想到只因為心態上的改變,積極的面對頭痛的發生,竟然可以徹底的與頭痛說再見,因此將整個過程用文字與大家分享,假如你有一個常常飽受頭痛困擾的不完美人生,建議你將本書多看幾次,相信你也可以找到你的頭痛密碼,完全克服你的頭痛。

筆記

頭痛日記

日期：

氣候：

心情：

行程：

頭痛細節：

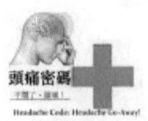

頭 痛 日 記

日期：

氣候：

心情：

行程：

頭痛細節：

筆記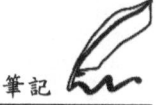

頭痛日記

日期：

氣候：

心情：

行程：

頭痛細節：

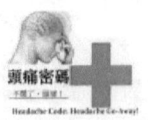

頭痛日記

日期：

氣候：

心情：

行程：

頭痛細節：

筆記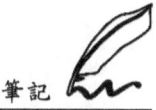

頭 痛 日 記

日期：

氣候：

心情：

行程：

頭痛細節：

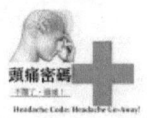

頭 痛 日 記

日期：

氣候：

心情：

行程：

頭痛細節：

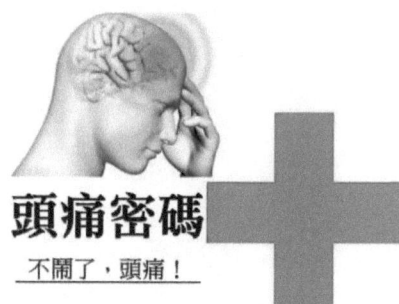

Headache Code: Headache Go-Away!

作　　者／吳鳳瑞（Feng-Ruei Wu）
出版者／美商 EHGBooks 微出版公司
發行者／美商漢世紀數位文化公司
臺灣學人出版網：http://www.TaiwanFellowship.org
地　　址／106 臺北市大安區敦化南路 2 段 1 號 4 樓
電　　話／02-2701-6088 轉 616-617
印　　刷／漢世紀古騰堡®數位出版 POD 雲端科技
出版日期／2017 年 10 月
總經銷／Amazon.com
臺灣銷售網／三民網路書店：http://www.sanmin.com.tw
　　　　　三民書局復北店
　　　　　地址／104 臺北市復興北路 386 號
　　　　　電話／02-2500-6600
　　　　　三民書局重南店
　　　　　地址／100 臺北市重慶南路一段 61 號
　　　　　電話／02-2361-7511
　　全省金石網路書店：http://www.kingstone.com.tw
定　　價／新臺幣 300 元（美金 10 元 / 人民幣 60 元）

2017 年版權美國登記，未經授權不許翻印全文或部分或翻譯為其他語言或文字。
2017 © United States，Permission required for reproduction，or translation in whole or part.

www.ingramcontent.com/pod-product-compliance
Lightning Source LLC
LaVergne TN
LVHW041553060526
838200LV00037B/1263